Fourcault

# OUVRAGES

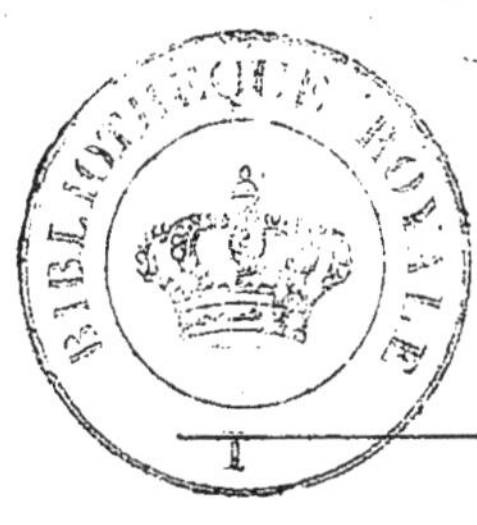

## DU D<sup>R</sup> FOURCAULT,



## MÉDECINE PRATIQUE.

### ÉTUDE DES ÉPIDÉMIES.

**MÉMOIRE** sur les maladies qui ont régné dans les cantons de Dreux et de Houdan, en 1821.

> (*Journal universel des Sciences médicales,* mars, avril, ma 1822.)

**MÉMOIRE** sur les maladies qui ont régné, en 1823, dans le village de Tacoigniers, canton de Montfort-l'Amaury.

> (*Journal universel,* 1824.)

**MÉMOIRE** sur les maladies observées, en 1824, dans les environs de Mantes, Dreux, Houdan et Montfort-l'Amaury.

> (*Journal universel,* 1824.)

**CAUSES DE LA GOUTTE**, des affections calculeuses, des scrofules, des tubercules; moyens hygiéniques d'en prévenir le développement.

> Lu à l'Académie de médecine, le 14 août 1838.

A l'époque où Broussais accordait une influence presque exclusive à la gastro-entérite dans la production des fièvres dites essentielles ; à l'époque où on employait presque exclusivement les saignées capillaires dans leur traitement, l'auteur de ces mémoires a posé, *le premier*, ces principes déduits de l'observation :

1° Les inflammations, ou les lésions locales, qui s'observent dans les fièvres primitives attaquent non-seulement la membrane muqueuse gastro-intestinale, mais les principaux organes, tels que les poumons, le cerveau, la moelle épinière et les membranes qui les enveloppent ;

2° Les inflammations simples ou compliquées qui s'observent dans les maladies sporadiques ou épidémiques doivent être combattues par des saignées générales, souvent réitérées et abondantes, suivant l'âge, les forces physiques, la violence, la marche plus ou moins rapide de l'inflammation, *les effets immédiats et consécutifs des saignées générales.*

Ces mémoires ont aussi pour objet l'étude des causes physiques des maladies aiguës et des affections chroniques.

—

# PHYSIOLOGIE GÉNÉRALE.

**LOIS DE L'ORGANISME VIVANT,** ou Application des lois physiques et chimiques à l'étude des phénomènes de la vie. — 2 vol. in-8°.

*Cet ouvrage a été mentionné honorablement par l'Académie des sciences, dans sa séance publique de 1830.*

Dans ce traité de physiologie, l'auteur a eu pour but de montrer que le *vitalisme* est fondé sur les bases de la métaphysique ; que ses principes sont erronés et doivent être abandonnés ; que l'on ne peut fonder la physiologie et la médecine sur les hypothèses frivoles qui nous éloignent sans cesse de la voie que l'on doit suivre pour connaître le véritable mécanisme des fonctions et des actions organiques. Leur étude approfondie et une analyse rigoureuse montrent la réalité des faits et des principes suivants :

1° Les corps vivants sont formés, comme les corps bruts, de deux espèces de molécules ; les unes simples, hétérogènes ; les autres intégrantes, composées et similaires ;

2° L'humidité et le calorique séparent ces dernières molécules, favorisent leurs mouvements lorsqu'elles forment les solides, et leurs diverses combinaisons lorsqu'elles composent les liquides ;

3° Il s'opère dans l'exercice de toutes les fonctions une série *d'actions et de combinaisons moléculaires*, qui sont les causes immédiates des phénomènes de la vie ;

4° Ces actions et ces combinaisons s'opèrent sous l'influence continuelle de l'oxygène, du calorique, de l'action électrique ; elles sont suspendues ou abolies lorsque ces agents cessent d'exercer leur influence sur les êtres vivants ;

5° Les affinités organiques suivent, sous ce rapport, les lois des affinités observées dans les corps bruts ;

6° Tout mouvement organique est le résultat immédiat d'une action moléculaire ;

7° Le principe actif et matériel de la vie se dégage du système nerveux, et se montre à nos sens avec les propriétés du calorique, de l'électricité et de la lumière, dans trois classes d'animaux : les animaux à sang chaud, les poissons électriques et les animaux phosphorescents.

8° Sans l'action de l'oxygène, du calorique et de la lumière, ce principe cesse de se dégager ; ces phénomènes physiques, comme ceux qui caractérisent la vie, ne peuvent se développer.

Que de discussions stériles sur les propriétés vitales, que d'exagérations, que d'erreurs on eût évitées, si l'on eût admis ces faits primitifs, ces lois fondamentales de l'organisation ! La découverte de ces lois est d'une haute importance pour les progrès de la physiologie ; car elle montre les erreurs de principes qu'il faut écarter et la direction qu'il faut suivre dans l'étude de cette science, dans la voie expérimentale ou celle des découvertes.

## DES CRISES ET DE LA FORCE MÉDICATRICE.

(*Mémoires de la Société médicale d'émulation de Paris,* t. IX.)

## DE L'IMPORTANCE DES TRAVAUX DE SYNTHÈSE ou de coordination dans l'étude physique et physiologique.

Lu à l'Institut, le 31 octobre 1834.

## PROGRAMME D'EXPÉRIENCES PHYSIOLOGIQUES adressé à l'Institut, en 1831.—De la nécessité d'introduire l'étude de la médecine comparée dans les facultés de médecine.

**NÉCESSITÉ DE FONDER LA PHYSIOLOGIE** sur les principes des sciences physiques.

(Lu à l'Institut, le 17 octobre 1836.

**NOUVELLE CLASSIFICATION DES TEMPÉRA-MENTS,** ou Description des formes que présente la constitution de l'homme.

Dans ce dernier travail, l'auteur prouve que la classification des anciens et celle des modernes sont imparfaites ; il donne, en conséquence, une description des tempéraments *cellulaire, adipeux, scléreux, gastro-limique, érotique* ou *génital*; il montre les véritables rapports du physique et du moral, et remplit une lacune en physiologie.

---

# PHYSIOLOGIE EXPÉRIMENTALE.

## DÉCOUVERTES.

Il existe des découvertes dans les *lois* et dans les *faits* physiologiques Ces deux ordres de découvertes sont d'une haute importance pour les progrès de la science : les premières viennent d'être indiquées ; les dernières vont être exposées sommairement.

**EXPÉRIENCES PHYSIOLOGIQUES** démontrant l'influence de la suppression mécanique de la transpiration cutanée, sur l'altération du sang et sur le développement des lésions locales attribuées à l'inflammation.

*L'Académie des sciences a accordé une récompense de 2,000 francs à l'auteur de ces recherches, dans sa séance publique de 1840.*

**EXPÉRIENCES** démontrant les effets de la diminution de la pression atmosphérique et de la raréfaction de l'air sur le corps de l'homme et des animaux.

(Extrait dans les comptes rendus, t. XIII, p. 147.)

Dans ces deux ordres d'expériences, l'auteur a établi les faits suivants :

1° La peau des animaux supérieurs est un organe respiratoire. Cette membrane est dans cette classe l'organe auxiliaire de la respiration ; tandis que, dans les classes inférieures, elle joue le rôle principal, et les poumons le rôle secondaire, comme chez les batraciens ;

2° Les animaux supérieurs et l'homme lui-même périssent par suite de la suppression de la respiration cutanée. Les enduits imperméables ou les substances qui s'opposent à l'action de l'oxygène sur la peau et au dégagement des gaz, par suite de l'exercice de cette fonction, donnent la mort aux animaux en déterminant l'*asphyxie cutanée*;

3° Les signes généraux et locaux qui la caractérisent ont la plus grande analogie avec l'*asphyxie pulmonaire*;

4° La suppression mécanique de la transpiration par des enduits imperméables ou par d'autres substances détermine la supersécrétion de l'urine, le dévoiement, des épanchements de matières de différentes natures dans les tissus, un engorgement dans les capillaires, l'altération du sang, des liquides, et enfin les lésions locales attribuées à l'inflammation ;

5° La diminution rapide de la pression atmosphérique sur le corps d'un animal, introduit dans une nouvelle machine pneumatique, permettant l'accès de l'air dans les voies pulmonaire et gastro-intestinale, détermine la mort de cet animal : elle est alors le résultat de la rupture de l'équilibre existant entre les gaz, les liquides organiques et l'air ambiant ; mais quand l'expérience se prolonge, ou que l'on introduit dans l'appareil des gaz non respirables, elle est le résultat de l'*asphyxie cutanée*.

L'auteur de ces découvertes a en outre fait connaître une méthode expérimentale qui va introduire dans la science d'autres découvertes non moins importantes. Celles qu'on lui doit font déjà connaître le grand rôle que la peau joue sous le rapport physiologique et pathogénique.

## CAUSES DU MOUVEMENT DU SANG DANS LES VEINES.

On trouvera dans les *Lois de l'organisme* (t. II, p. 552 et suivantes) des faits concluants, des observations exactes, qui démontrent, d'une manière rigoureuse, que le mouvement du sang dans les veines s'opère, non par une impulsion continue, mais offre des saccades qui sont le résultat de l'action impulsive du ventricule aortique. L'auteur a observé ces saccades pendant la saignée, dans l'état normal et dans l'état morbide, dans les veines du bras, de la main et du pied. Ses recherches confirment donc la doctrine de l'immortel Harvey, les belles expériences de Haller et de

M. Magendie, qui démontrent la réalité de l'impulsion continue communiquée au sang veineux par l'action du cœur. M. Poiseulle est venu *confirmer* la précédente découverte par ses expériences. J'en ai réclamé la priorité, devant l'Académie des sciences, en ces « termes : J'ai prouvé le premier, par des faits nombreux et décisifs « que tous les observateurs peuvent vérifier, que le sang des veines « s'écoule de l'ouverture que l'on pratique à ces vaisseaux par « des saccades qui correspondent d'une manière évidente aux « contractions du ventricule aortique. Si les travaux d'un expé- « rimentateur plus moderne sont venus confirmer cette *décou-* « *verte*, on n'est que juste en l'attribuant à celui qui l'a précédé « dans la carrière ; car la solution d'un problème physiologique « est le résultat de toute recherche expérimentale, quels que « soient les moyens qui conduisent à ce résultat. » (Séance du 31 octobre 1831.)

## STATISTIQUE COMPARÉE.

**STATISTIQUE DES MALADIES CHRONIQUES,** et spécialement de la phthisie pulmonaire dans les localités peu populeuses.

Envoyé à la commission des prix Monthyon en 1839.

**INFLUENCE DE LA VIE** et des professions sédentaires de l'air calme et saturé d'humidité dans la production des maladies chroniques et spécialement de la phthisie tuberculeuse.

Lu à l'Institut, le 31 mai 1841.

**INFLUENCE DU CLIMAT DE ROME** sur le développement des fièvres intermittentes simples ou pernicieuses.

Lu à l'Institut, le 16 mai 1842.

**CAUSES DES MALADIES** qui affectent les ouvriers dans les manufactures ; moyens d'en prévenir le développement par une nouvelle organisation du travail.

# MÉDECINE COMPARÉE.

## DE LA MORVE ET DU FARCIN, moyens d'en prévenir le développement.

Mémoire lu, le 1er mars 1842, à l'Académie royale de médecine.

---

Dans ces divers mémoires l'auteur montre, au moyen de l'observation, la puissante influence des causes physiques agissant sur la peau, sur le développement des maladies aiguës et des affections chroniques. Ses recherches statistiques viennent confirmer les résultats de ses expériences. En réunissant les résultats de ces deux méthodes d'investigation, on peut donc jeter une vive clarté sur l'étiologie d'une foule de maladies graves, et trouver les moyens d'en prévenir le développement et de les guérir.

L'auteur n'a point compris dans ces travaux ses *Recherches sur la nature et l'action de la lumière*, un mémoire sur les *Erreurs populaires*, suivi d'un *plan d'éducation* qu'il a transmis, le 15 avril 1833, à l'Académie des sciences morales et politiques, ni divers mémoires, notices ou articles communiqués aux Académies des sciences, de médecine, ou insérés dans divers recueils scientifiques.

# DE LA MORVE ET DU FARCIN,

## MOYENS

### D'EN PRÉVENIR LE DÉVELOPPEMENT.

## MÉMOIRE

LU, LE 1er MARS 1842, A L'ACADÉMIE ROYALE DE MÉDECINE,

**Par M. le Docteur Fourcault.**

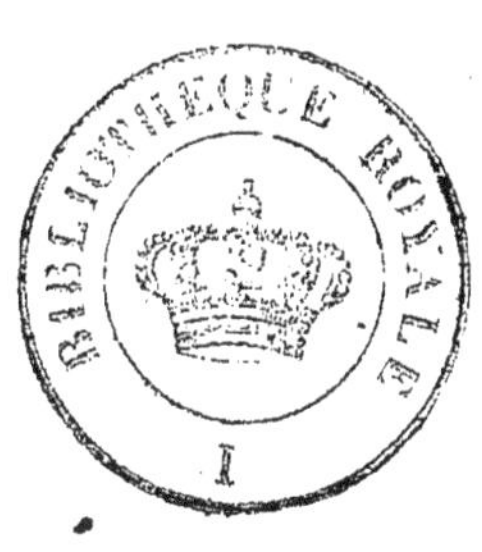



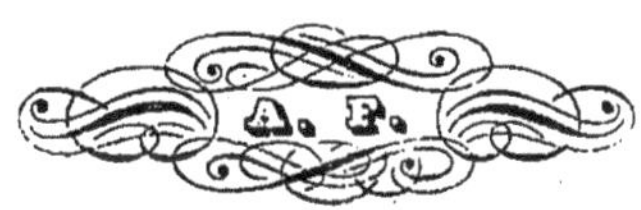


PARIS,

IMPRIMERIE DE SCHNEIDER ET LANGRAND,

RUE D'ERFURTH, N° 1.

1842

# MÉDECINE COMPARÉE.

## DE LA MORVE ET DU FARCIN.

### PREMIÈRE PARTIE.

Influence de l'étude de la médecine zoologique sur les progrès de la médecine humaine. — Avantages de l'introduction des agents pharmacologiques et chimiques dans les veines des animaux dans le traitement de leurs maladies. — Causes de la morve et du farcin.

Depuis longtemps, suivant l'exemple de Vicq-d'Azir, j'ai conseillé de réunir en France l'enseignement de la médecine des animaux et de la médecine humaine; j'ai montré qu'il faut unir dans la science ce qui est uni dans la nature. Il ne suffit pas, en effet, d'étudier l'anatomie comparée, mais il est indispensable de cultiver la physiologie expérimentale, la pathologie, la chimie organique et la thérapeutique comparées, soit dans les écoles vétérinaires, soit dans les facultés de médecine. La création d'une chaire de médecine comparée dans ces facultés me paraît être une nécessité ; car, isoler dans l'enseignement la médecine zoologique de la médecine humaine, c'est séparer arbitrairement les deux branches d'un même tronc, et se priver des notions les plus précieuses. Il est évident qu'il y a plus de rapports entre les maladies de l'homme et celles des animaux qu'entre la physique, la physiologie végétale, la botanique et la médecine pratique. Sans doute l'étude de ces sciences est également nécessaire au médecin, comme au vétérinaire; mais il est facile de démontrer qu'elles ne sont qu'accessoires, tandis que la médecine comparée est véritablement le tronc commun d'où sortent la médecine humaine et la médecine des animaux.

Lorsqu'on étudie les causes des épidémies, des épizooties, des endémies, des enzooties et des maladies sporadiques, on est obligé d'étudier également l'influence des climats, du régime, du travail, des eaux, de l'air et des lieux sur des êtres vivants, ayant une grande analogie sous le rapport de la structure, de l'organisation et des fonctions. Lorsqu'on étudie les désordres et les altérations cadavériques, à la suite de ces maladies chez l'homme et les animaux, soit dans les solides, soit dans les liquides, on est frappé de la similitude de ces lésions et de ces altérations. Mais il ne suffit pas de comparer ces désordres organiques dans leurs maladies, il faut encore, au moyen du microscope et de l'analyse chimique, chercher la cause primitive ou initiale de ces désordres. Sans ces notions indispensables, sans la connaissance des altérations moléculaires des solides et des fluides dans les maladies, on n'aperçoit que les effets d'un travail dont on ignore absolument les causes. S'il est indispensable de connaître les symptômes d'une maladie, les lésions locales qui les déterminent, il faut encore apprécier un troisième ordre de phénomènes morbides, les altérations moléculaires des fluides et des solides, déterminées sous l'influence des causes ambiantes. En vain on dira que cette connaissance est difficile et même impossible à acquérir : la médecine doit parcourir trois grandes périodes; elle a été descriptive, elle s'est bornée à la notion des formes; elle est organique aujourd'hui, c'est-à-dire elle a rattaché les lésions locales, les altérations générales des solides et des fluides aux symptômes, ou aux formes que révètent les maladies; mais la science ne peut s'arrêter à cette seconde période; elle doit nécessairement parvenir au but final de ses recherches, et nous faire connaître la cause initiale ou moléculaire de ces lésions, de ces altérations et des phénomènes extérieurs.

Les esprits éclairés comprendront que, pour arriver à la troisième période qu'elle est appelée à parcourir, la médecine doit de toute nécessité s'environner des lumières que peuvent lui offrir la microscopie, la chimie organique comparée, et par conséquent la médecine zoologique. Ainsi, par exemple, le chimiste, qui étudie sur l'homme ou seulement sur un animal la composition chimique des tubercules, n'est qu'un habile artiste; mais il devient un savant, il contribue activement aux progrès de la science, s'il fait l'analyse comparative du sang, du produit des sécrétions, des tubercules de l'homme et des animaux dans

les divers tissus ou ils se développent, parce qu'il peut alors
remonter aux causes qui les produisent. Je sais que l'on préfère
procéder à la recherche de la vérité par des travaux analy-
tiques dont les résultats restent isolés et sans rapports. Cependant il faut espérer que l'on sentira la nécessité des analyses
comparées des liquides dans le cours des maladies. Ces recherches doivent conduire à de grandes découvertes.

Non-seulement l'étude comparative des causes, des altérations organiques, des changements chimiques ou moléculaires
observés dans les maladies de l'homme et des animaux, est
indispensable au médecin ; mais il doit encore comparer les effets
des agents thérapeutiques qu'il emploie, dans ces deux classes
d'êtres, par les voies digestives, par la peau et par les veines.
Sous ce dernier rapport, la médecine vétérinaire doit constam-
ment servir de guide à la médecine humaine. Il est des expériences que l'on ne peut tenter que sur des animaux, et au
nombre des tentatives expérimentales sont celles que j'ai déjà
proposées depuis plusieurs années, dans divers écrits, et dont
je vais parler.

La transfusion et l'alchimie ont été abandonnées, avec beaucoup de raison, par les hommes qui rejettent les préjugés de
l'ignorance, et les résultats de la fausse expérience : cependant
la méthode expérimentale des alchimistes, perfectionnée par
des hommes de génie, a conduit aux plus belles découvertes.
Il n'en a pas été ainsi pour la transfusion ; on a abandonné à la
fois les erreurs grossières et la méthode des transfusions. Un
des premiers en France, j'ai montré les avantages précieux que
l'on pourrait obtenir de l'emploi de cette méthode, si elle était
éclairée des lumières de la pathologie et de la chimie organique comparée. Non-seulement, d'après les conseils que j'ai
donnés, il faut introduire dans les veines des animaux sains
et malades des substances alimentaires simples à l'état liquide, tous les agents pharmacologiques connus, depuis les
doses les plus faibles jusqu'aux doses les plus élevées, mais
toutes les substances liquides, tous les éléments que la chimie
peut nous offrir. Pour suivre cette méthode avec le plus de
succès, il importe d'analyser le sang et les liquides organiques
dans les maladies où ils sont altérés, dans ces maladies qui
sont trop souvent incurables chez l'homme et les animaux ;
éclairés par une semblable analyse, les médecins et les vétérinaires connaîtraient quels sont les principes nouveaux dont

le sang s'est chargé, et quels sont ceux qui n'existent plus où qui sont en moins dans ce liquide. En suivant ce procédé, il serait donc possible d'attaquer ces maladies dans leur source, et de ramener le sang à sa composition normale. Quelle vive clarté ces expériences jetteraient sur l'étiologie de maladies trop souvent incurables ! La cause matérielle qui les détermine et les entretient est entièrement inaccessible à nos toniques, à nos débilitants, à nos diffusibles et même à nos purgatifs. On voit donc ici pourquoi la médecine est nécessairement impuissante dans une foule de cas. Que peut le médecin lorsqu'il ignore le siége et la nature du mal ? On conçoit fort bien qu'il ne peut alors l'attaquer par la méthode directe, et qu'il doit confier le malade aux forces de la nature ! Cette triste réflexion ne s'applique qu'aux maladies graves et malheureusement plus nombreuses qu'on ne le pense, qui dépendent de l'altération moléculaire ou chimique du sang et des liquides sécrétés, parmi lesquelles nous plaçons la morve et le farcin.

Déjà la direction que nous avons indiquée a été suivie avec succès par plusieurs physiologistes, et notamment par M. le docteur Donné ; mais ils n'ont encore fait aucune application à la thérapeutique de l'introduction des agents pharmacologiques dans les veines. Les professeurs des écoles vétérinaires, qui forment en quelque sorte l'avant-garde du corps médical, sont appelés naturellement à s'occuper de ces recherches : elles doivent amener d'heureux perfectionnements dans le traitement de plusieurs maladies graves et trop souvent incurables, sous l'influence des méthodes dites empiriques et physiologiques.

Ces vues nous montrent donc la nécessité de sortir des voies communes où l'on cherche en vain de grandes découvertes ; on doit les trouver dans de nouvelles tentatives expérimentales et dans l'application des notions de la médecine comparée à la médecine humaine. C'est enfin dans ces vues que je me suis livré à l'examen d'une importante question devant l'Académie royale de médecine. Le lecteur appréciera le mérite de ce travail.

Dans un mémoire lu à l'Académie dans la précédente séance, M. Hamont a examiné avec sagacité la cause qui détermine ces maladies graves, et il a indiqué un précieux moyen de les détruire. Cependant j'ai cru devoir me livrer à l'examen de cette importante question, dans l'espérance de jeter quel-

que clarté sur le mode d'action de deux causes générales de ces
maladies, l'humidité, le repos prolongé dans les écuries et dans
les lieux où les animaux restent exposés aux influences atmosphériques.

J'ai démontré, dans mes recherches expérimentales sur les
fonctions de la peau, que ces deux causes agissent de la même
manière; qu'elles tendent à supprimer la transpiration cutanée,
en diminuant considérablement l'activité des fonctions de cette
membrane. Sous l'influence de ces deux causes générales, on
voit se développer, dans tous les lieux et sous des latitudes
différentes, la phthisie, les scrofules et une foule de maladies
chroniques rapportées à des causes diverses par les pathologistes. J'ai vérifié cette loi dans les colonies agricoles et dans les
manufactures, en Hollande, en Belgique, en Angleterre et en
Italie.

Ces deux causes générales exercent la même influence sur
les animaux domestiques; on voit se développer fréquemment
la phthisie tuberculeuse, lorsqu'ils sont renfermés dans des
étables ou dans des ménageries; on la voit, au contraire, diminuer de fréquence dans des conditions qui rapprochent les
animaux de l'état sauvage, et qui leur permet de se livrer à
l'exercice à l'air libre. Dans le premier état, l'humidité des habitations exerce sur ces animaux la plus funeste influence; mais
dans le second, ils peuvent en neutraliser les effets par l'action
expansive et sudorifique de l'exercice.

La même observation s'applique également à la morve et
au farcin qui la complique si souvent. Ces maladies attaquent
les chevaux élevés dans des contrées marécageuses, qui sont
renfermés dans des écuries étroites, obscures et humides, et
même ceux qui sont privés de leur liberté, étant exposés aux
vicissitudes atmosphériques, après un exercice violent qui favorise l'action concentrique de ces vicissitudes; mais lorsque
l'exercice est modéré et pour ainsi dire normal, alors il produit
un mouvement expansif, salutaire dans l'économie, il favorise
les sécrétions qui s'opèrent à la surface cutanée. Les chevaux
qui vivent une partie de l'année dans les bois ou dans des pâturages salubres, qui sont exposés aux rigueurs des saisons, ne
contractent ni la phthisie, ni la morve, ni le farcin. Il est reconnu par tous les vétérinaires que dans cette condition, qui se
rapproche de l'état sauvage ou le plus salubre, ces affections

sont très-rares. Ces dernières sont moins fréquentes en campagne, où les chevaux sont exposés à des privations et à la fatigue, que dans les garnisons, où ils trouvent une nourriture salubre et abondante. Enfin, la morve dite spontanée est rare dans les villages et surtout dans la petite culture. Cependant, dans une foule de cas, les chevaux employés par les villageois malheureux éprouvent tous les effets de la misère et de la faim : non-seulement leur nourriture est insuffisante et homogène, car elle ne se compose que d'un peu de foin et de paille, mais souvent elle est altérée. Ces animaux deviennent maigres et languissants, leurs poils sont longs et d'une couleur terne ; le moindre travail les épuise, et ils sont presque insensibles aux plus mauvais traitements. Cette lutte de l'animal contre ces deux causes de destruction, le travail et la faim, peut durer plusieurs mois et même plusieurs années, et cependant la morve n'en est pas nécessairement le résultat. Les plaies chez ces animaux deviennent parfois farcineuses : d'autres fois cette maladie se développe ; mais dans cet état de dépérissement, les chevaux le plus souvent ne sont point pansés et leur peau est salie par la matière concrétée de la transpiration.

Ces faits se sont souvent présentés à notre observation ; ils ont dû fixer l'attention des vétérinaires, et leur démontrer que l'insuffisance, l'homogénéité, comme l'altération de l'alimentation, ne peuvent être considérées comme la cause la plus puissante de la morve. Une mauvaise nourriture augmente la disposition lymphatique, et favorise sans doute le développement de la morve, du farcin et des affections tuberculeuses ; mais mettre cette cause en première ligne, c'est rejeter une foule de faits décisifs qui démontrent invinciblement que dans les conditions les plus favorables, sous le rapport de l'alimentation, une foule de chevaux succombent chaque jour par suite de la morve et du farcin, sans qu'on puisse les attribuer à la contagion. Nous ne pouvons donc adopter sans réserve la doctrine de M. Hamont, qui fait jouer le rôle principal à l'alimentation dans la production de ces maladies, et nous pensons que, sous ce rapport, il a négligé l'étude des influences extérieures qui agissent, en Egypte comme ailleurs, sur la constitution des animaux.

Le défaut d'exercice augmente aussi la disposition lymphatique ; il diminue l'activité des sécrétions, surtout celles qui s'opèrent si abondamment par la peau du cheval : c'est de cette manière que le repos prolongé a tant d'influence sur le développement des affections tuberculeuses. L'humidité agit évidemment de la même manière ; elle diminue l'évaporation qui s'opère par le plus vaste émonctoire de l'économie, et refoule vers les viscères et les membranes muqueuses les éléments qu'il devait éliminer. Or, toutes les fois que l'on trouve des tubercules chez l'homme et les animaux, on peut être convaincu qu'il a existé un défaut d'équilibre entre les sécrétions de la peau et celles des autres organes sécréteurs : voilà le prin - cipe fondamental que je pose, et dont je déduirai ultérieurement les conséquences. Or, lorsque la morve se complique du farcin, et que l'on trouve dans les viscères des productions tuberculeuses, on peut se convaincre que les fonctions dépuratoires de la peau ont été ralenties, ou profondément altérées par l'action des causes physiques et physiologiques qui ont agi sur cette membrane.

Ce que je viens de dire pour le farcin et la morve relativement à l'alimentation s'applique à la lèpre. Il est évident qu'une nourriture grossière, insalubre, ou l'usage de la viande de porc ne saurait la produire, lorsque les fonctions des sécrétions de la peau n'ont éprouvé aucune perturbation profonde. Cette affection est endémique dans le Bengale, sur le littoral de la côte du Coromandel, sur un sol très-humide, marécageux, couvert d'étangs et où l'air est à son maximum d'humidité. Elle devient, au contraire, très-rare dans d'autres parties de l'Inde qui offrent un sol élevé, sec et un air salubre. Cependant dans ces lieux la viande de porc sert d'aliment. D'après les observations de M. le baron Larrey, les vicissitudes atmosphériques, sur les individus qui couchent presque nus sur le sol égyptien, ont la plus grande influence sur le développement de la lèpre ; tandis qu'elle est très-rare, en général, dans la classe aisée, qui est préservée de ces vicissitudes et qui fait un fréquent usage des bains. Enfin M. le docteur Pihorel a rapporté un fait, dans le *Journal universel des sciences médicales,* qui montre que dans nos climats cette redoutable affection peut se développer à la suite de la suppression de la transpiration cutanée.

Ces faits démontrent donc que l'action des causes externes a beaucoup plus d'influence que celle des causes internes dans la production des maladies chroniques. Lorsque les premières agissent dans les climats septentrionaux, elles refoulent la ma-

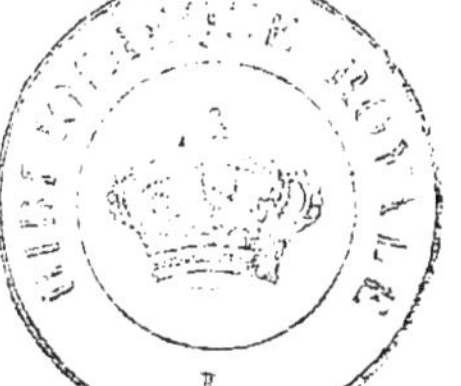

2

tière tuberculeuse dans les poumons et produisent la phthisie ; tandis que dans les climats méridionaux cette matière s'accumule plus souvent dans le tissu de la peau et dans le tissu cellulaire sous-jacent sous l'influence des mêmes causes. Tel est évidemment le mécanisme de la formation des maladies tuberculeuses internes et externes, parmi lesquelles nous plaçons le carreau, les scrofules, la teigne, les dartres et la lèpre : dans toutes ces affections, les sécrétions de la peau sont profondément altérées, et dans la dernière elles sont pour ainsi dire abolies.

Les mêmes observations s'appliquent également à la morve ou au farcin. En Égypte, comme ailleurs, les vicissitudes atmosphériques agissent sur l'homme et sur les animaux, et doivent produire des anomalies dans les fonctions du système cutané. Ceux qui ont porté toute leur attention sur les effets d'ailleurs incontestables de l'alimentation n'ont tenu presque aucun compte de l'action des causes ambiantes, sans lesquelles les maladies chroniques seraient très-rares et ne pourraient même se développer. Ceux qui étudieront comparativement dans tous les lieux et dans tous les climats les effets de l'alimentation et des causes excitantes sur l'organisation animale acquerront la certitude que ces dernières jouent le rôle principal dans la production de ces maladies.

J'étais guidé par ces observations, par ces vues et surtout par les résultats d'une statistique comparative, lorsque je tentai de produire artificiellement, chez un cheval, la morve ou toute autre affection, au moyen d'un enduit imperméable appliqué sur la peau. Cet animal est mort, par suite de cette expérience, dans les écuries de M. Leblanc. Un flux abondant s'était établi par les narines, et le sang offrait un caillot analogue à celui que l'on observe dans la morve aiguë.

Cependant les glandes sous-maxillaires n'ont point offert de traces d'engorgement Une seule expérience ne peut sans doute offrir de résultats concluants, et j'ai vivement regretté de n'avoir pu continuer mes recherches expérimentales sur les grands animaux domestiques, dans les vues d'étudier la formation des lésions locales, des altérations du sang, de l'urine, du lait et des autres produits des sécrétions, lorsque les fonctions respiratoires et exhalantes de la peau de ces animaux sont incomplétement ou entièrement abolies par l'action mécanique des enduits imperméables, ou par la raréfaction de l'air à la surface de cette membrane. Ces expériences vont être entreprises à

Naples, suivant la direction que j'ai donnée à mes recherches.
J'ai vainement sollicité, auprès de M. le ministre de l'agricul-
ture, l'autorisation de les répéter à l'École d'Alfort. J'espère
que, dans cette circonstance, l'Académie ne me refusera pas
son appui et même son concours, et qu'elle voudra bien, dans
l'intérêt de la science, favoriser des recherches qui peuvent en
hâter les progrès.

Les moyens hygiéniques que je propose pour prévenir le
développement de la morve et du farcin consistent à placer les
chevaux dans les conditions où ces affections cessent de se développer. Or, nous avons établi, dans un mémoire que nous
avons communiqué, en 1838, à l'Académie, *que pour préserver
l'homme et les animaux des affections tuberculeuses il faut les
exposer habituellement, dans l'état de liberté, aux influences de l'atmosphère.* En faisant l'application de ce principe, si salutaire
sous d'autres rapports, on serait donc conduit à conseiller de
placer les chevaux, non dans des écuries, mais dans des parcs,
dans des pâturages, ou sous de vastes hangars. Dans la première condition, ils jouiraient de toute leur liberté ; on établi-
rait des divisions propres à en prévenir les inconvénients. Il serait peut-être difficile de mettre en pratique les mesures que
je propose. Seraient-elles compatibles, en temps de paix, avec
les exigences du service militaire ? L'expérience seule peut dé-
cider cette question. On doit tenter des essais dans cette direction, avant de faire construire à grands frais de vastes écuries.
Il serait d'ailleurs facile de combiner l'emploi des moyens que
je propose, en laissant une partie de l'année les chevaux à l'air
libre, en les enfermant, seulement en hiver, dans des hangars
ayant des châssis mobiles qui permettraient de donner une ven-
tilation facile, de fortifier la constitution de ces animaux, sans
les exposer immédiatement après le travail, ou pendant la nuit,
aux vicissitudes atmosphériques.

Enfin, dans le cas où les mesures que je propose ne pourraient être adoptées, je pense qu'il conviendrait de placer les
chevaux de cavalerie deux à deux dans des écuries ou dans des
loges bien aérées. Les mêmes mesures devraient être employées
dans les fermes, les postes, les écuries des entreprises de dili-
gences et de roulage, etc., où on loge un grand nombre de
chevaux. On éviterait ainsi les ravages des maladies conta-
gieuses, et les graves inconvénients du rassemblement d'un
grand nombre d'animaux dans la même écurie, surtout pen-

dant la durée des épizooties. Mais en adoptant cette mesure, en plaçant les chevaux dans la condition où ils se trouvent dans la petite culture, on ne doit point oublier que l'exercice à l'air libre pendant les jours consacrés au repos, surtout lorsqu'il est prolongé, est indipensable dans tous les climats et même dans toutes les saisons, pour fortifier là constitution de ces animaux et pour maintenir l'équilibre organique qui constitue la santé.

Ces observations complètent celles de M. Hamont ; elles montrent ce qu'elles peuvent avoir de trop exclusif, mais elles ne peuvent diminuer l'importance de la partie essentielle de son travail.

Les moyens hygiéniques que je viens de proposer sont en quelque sorte le complément de ceux qui sont conseillés pour fortifier la constitution de l'homme dont la vie est sédentaire, ou qui travaille dans les manufactures. J'ai prouvé, au moyen d'une statistique comparée, combien un repos trop prolongé est fatal aux hommes dans tous les âges, mais surtout dans la jeunesse. J'ai donc conseillé la gymnastique, les courses fréquentes et même la danse, chez les jeunes personnes, pour prévenir le développement d'une foule de maladies chroniques. Mais une classe nombreuse et pauvre de la société ne pouvait point éprouver les effets salutaires de ces conseils ; car en tout temps elle est condamnée au travail. J'ai donc cherché à améliorer sa condition sous le rapport hygiénique, moral et sociale. Les mesures que j'ai proposées et qui se rattachent à une nouvelle organisation du travail sont les suivantes : 1° faire apprendre aux enfants pauvres reçus dans les établissements publics au moins deux professions ou deux métiers, l'un exerçant l'appareil musculaire, et l'autre le laissant dans le repos ; 2° organiser le travail dans les manufactures, de manière à employer alternativement, chez chaque individu, un travail qui exerce cet appareil, et l'autre qui le laisse dans un repos plus ou moins complet ; 3° créer des *maisons centrales de travail* dans chaque département, ou seulement dans ceux qui offrent de nombreuses manufactures, afin de recevoir les ouvriers sans travail et sans ressources ; 4° établir ces maisons de travail, autant que possible, non dans les grandes villes, mais près des grandes exploitations agricoles, de manière à employer alternativement les mêmes ouvriers aux occupations industrielles et aux travaux agricoles, suivant l'état des forces, l'âge, et suivant les exigences de ces deux ordres de travaux. Je mentionnerai prochainement les avantages de cette organisation du travail, fondés sur la connaissance de l'homme physique, moral et intellectuel.

----

## DEUXIÈME PARTIE.

Influence du climat de l'Égypte sur le développement des maladies de l'homme, des animaux, et particulièrement sur la production de la morve et du farcin.

Je ne parlerai point de la nature de ces affections, parce qu'elle est encore problématique ; je ne chercherai donc point à établir, sous ce rapport, l'analogie qui peut exister entre elles et les maladies tuberculeuses. Cependant il importe de savoir si elles ont une origine commune, si elles se développent dans les mêmes conditions, si elles dépendent également de l'altération primitive du sang et des liquides. Toutes ces questions sont de la plus haute importance : car il ne suffit pas de suivre l'exemple des pathologistes modernes, d'énumérer d'une manière vague les causes des maladies, pour en former une sorte de vocabulaire où se trouvent confondues les causes générales, les causes secondaires, les causes accidentelles et les simples coïncidences. Celui qui portera la lumière dans ce chaos, qui montrera l'influence respective de ces diverses causes, sur l'organisme animal, en commençant par celles qui sont générales, rendra un véritable service à la science et contribuera à ses progrès.

C'est pour parvenir à ce but que j'ai réuni les résultats de la méthode expérimentale à ceux de l'observation et de la statistique. L'étude du climat de l'Égypte montrera encore l'influence générale des causes que j'ai signalées dans la première partie de ce mémoire ; elle prouvera que c'est aux vicissitudes atmosphériques, à l'influence des lieux, que l'on doit attribuer les maladies endémiques et enzootiques qui règnent dans cette contrée, et que l'alimentation ne joue qu'un rôle secondaire dans la production de la morve et du farcin.

En effet, l'action morbide d'une mauvaise nourriture est nécessairement intermittente, accidentelle ; toutes les années ne donnent point des produits avariés ; les céréales, la paille, le foin et l'avoine ne sont pas toujours altérés. Cependant, dans les conditions les plus favorables, sous ce rapport, la morve et le farcin ne cessent d'exercer leurs ravages dans les messageries, dans les postes, dans les casernes de cavalerie et chez les cultivateurs dans l'aisance. Dans ces conditions favorables, les chevaux forts, robustes et bien nourris qu'on y trouve, sont soumis à des causes dont l'action est, pour ainsi dire, continue, telles que la succession des saisons, les vicissitudes de l'atmosphère, l'encombrement, l'humidité des lieux d'habitation, l'excès du travail et le repos trop prolongé dans ces habitations.

Ces dernières causes agissent incessamment dans tous les lieux et dans tous les climats ; elles méritent donc de fixer toute l'attention des médecins et des vétérinaires. On regrette que M. Hamont n'ait presque tenu aucun compte de ces conditions, et ait accordé au régime une influence trop générale ; mais il a suivi sous ce rapport la direction donnée aux études médicales dans ces derniers temps. Les observations que je vais faire s'adressent donc particulièrement aux médecins qui ont méconnu l'influence de l'air et des lieux sur la production des maladies de l'homme.

Prosper Alpin, qui a étudié en véritable observateur les effets du climat, des saisons, des vents et du régime sur le développement de celles qui sont endémiques en Égypte, attribue la rareté des maladies qu'on y observe à la grande sécheresse de l'air et à la sobriété de ses habitants. Cette remarque a été confirmée par les médecins les plus modernes, qui ont étudié pendant longtemps les mœurs, les habitudes et les maladies du peuple égyptien. Leurs observations tendent à démontrer que ce n'est point au régime, c'est-à-dire à une cause le plus souvent constante et uniforme dans son action, qu'il faut rapporter les grandes anomalies organiques, ces maladies graves, ces fléaux redoutables qui surgissent en Égypte, au milieu des conditions les plus favorables, relativement à l'alimentation. Les faits les plus multipliés et les plus authentiques vont nous prouver que ces maladies sont sous la dépendance immédiate du climat, des localités, de la succession des saisons et des vicissitudes atmosphériques. C'est évidemment à ces causes qu'il faut attribuer, avec Prosper Alpin et d'autres observateurs plus modernes, la peste, l'ophthalmie, au moins en grande partie, la dyssenterie, la diarrhée, l'hépatite avec des dépôts au foie, les rhumatismes, les fièvres intermittentes, enfin la lèpre et l'éléphantiasis.

Il suffira d'indiquer le mode d'action des causes ambiantes, dans la généralité des cas, dans la production des maladies sporadiques, pour montrer que c'est aux anomalies mêmes de ces causes que l'on doit rapporter ces maladies, en général, comme celles qui règnent d'une manière endémique. Il est reconnu que pour conserver sa santé, en Égypte, il faut non-seulement être d'une grande sobriété, mais qu'il faut, avant tout, se préserver des vicissitudes remarquables de la température. Celui qui s'expose à ces vicissitudes, à la fraîcheur humide des nuits, ayant des vêtements insuffisants, qui s'endort, comme les fellahs, au pied d'un arbre ou qui laisse sa fenêtre ouverte, peut être atteint, au rapport de M. Clot-Bey, d'une courbature, d'un rhumatisme, d'une ophthalmie ou de toute autre maladie, suivant la constitution régnante et les prédispositions individuelles. Ce fait est d'une haute importance ; il est, d'ailleurs, confirmé par une foule d'observations recueillies dans d'autres climats. Ainsi, à Rome, par exemple, dans les marais Pontins, dans la Pouille non marécageuse, et dans d'autres lieux humides, les fièvres intermittentes pernicieuses et des maladies d'une autre nature ou d'une autre forme sont les résultats ordinaires de semblables influences.

Si l'on étudie maintenant les effets des grands changements atmosphériques, avant et après les débordements du Nil, dans les quatre saisons qu'offre le climat de l'Égypte, on voit que l'élévation, la constance et l'uniformité de la température ne donnent qu'un petit nombre de maladies ; elles se multiplient, au contraire, et deviennent d'autant plus graves, que les changements de température sont plus profonds et plus rapides, que les jours et les nuits offrent, sous ce rapport, une plus grande inégalité, et que l'air se charge d'une grande humidité, après avoir offert une sécheresse prolongée et remarquable. J'ai eu occasion de faire la même observation en France, en Italie, et notamment dans la campagne de Rome. Les vents du nord et du midi exercent la même influence sur le développement des maladies endémiques observées dans ces climats.

Il est évident que c'est sur la peau que s'exerce principalement l'action de ces causes ambiantes. Une violente chaleur, suivie du plus léger refroidissement, porte le trouble dans les fonctions ; il y a plus, le vent du désert, le khamsin et le simourn peuvent donner la mort aux hommes et aux animaux, en supprimant la transpiration et la respiration qui s'opèrent par là peau. L'excès de la sécheresse de l'air, comme l'excès de l'humidité, porte la plus profonde perturbation dans ces fonctions, et tend ainsi à rompre l'équilibre organique, sous l'influence d'une température très-élevée. Les maladies les plus graves, les fléaux les plus redoutables naissent de ces grandes vicissitudes. Remarquons que, dans nos expériences sur les animaux vivants, qui consistent à supprimer mécaniquement les fonctions de la peau, nous obtenons ces altérations du sang, ces engorgements du foie, ces lésions de la membrane muqueuse des voies digestives, qui caractérisent plusieurs de ces maladies graves. L'étude de la physiologie expérimentale et de la médecine comparée peut donc jeter de vives lumières sur leur étiologie, comme sur celle des maladies des animaux domestiques.

L'histoire médicale de la campagne d'Égypte, qui se compose des recherches faites par les médecins français qui ont partagé la gloire de cette immortelle campagne, montre que c'est surtout aux grandes vicissitudes de la température qu'il faut attribuer les maladies endémiques de l'Égypte, comme celles qui ont attaqué notre armée. M. Desgenettes, guidé par ses propres observations et éclairé par celles de ses collègues, a mis l'avis suivant à l'ordre du jour de l'armée, le 15 vendémiaire an VII :

« L'armée a déjà été prévenue, à une autre époque (celle de l'inondation du Nil), du danger qu'il y avait à passer les nuits mal couvert. Le matin, le soir, les nuits sont encore plus froids qu'ils ne l'étaient alors, et peuvent donc produire plus de dérangement dans la santé.

« *Un grand nombre de personnes* ont éprouvé dans la transpiration des variations qui ont occasionné deux ou trois accès de fièvre, qui se terminent généralement par une transpiration abondante, ce qui rétablit l'équilibre interrompu. »

Ce médecin avertit encore l'armée qu'elle doit éviter l'action des brouillards qui s'élèvent sur les terrains couverts d'eau, et qui peuvent devenir dangereux ; mais il ne signale point les inconvénients du régime.

Dans un rapport adressé à Kléber, par Barbes et Millioz, on trouve un passage remarquable montrant dans quelles conditions la peste s'est développée, et enfin les conditions hygiéni-

ques qui en ont arrêté le développement. Il importe de dire
d'abord que l'officier général qui a donné des renseignements
sur les causes de cette affection rapporte qu'elle a succédé à de
grandes chaleurs qui avaient cessé brusquement, par suite de
pluies abondantes, et qu'alors la température était devenue
très-humide. Les médecins appelés pour donner leur avis sur
les causes de cette affection déclarèrent qu'elle s'était développée
dans les lieux où l'humidité était extrême, tandis que les vêtements, par leur insuffisance, et les aliments peu fortifiants
donnés aux soldats, ne les mettaient nullement à l'abri de cette
intempérie. Ils furent donc conduits à conseiller de les changer de lieu d'habitation, et même de les mettre en campagne.
Ils remarquèrent avec beaucoup de sagacité qu'il suffit souvent
de changer de lieu, et d'exposer les troupes aux fatigues d'une
campagne, quelle que soit la nature du sol qu'elles parcourent,
pour faire cesser les maladies épidémiques graves qui les attaquent. Les prévisions de ces médecins se réalisèrent, et la peste
cessa de se développer chez les soldats soumis à cette nouvelle
condition hygiénique. Remarquons que les chevaux en campagne éprouvent cette heureuse influence de l'exercice, et que
chez eux la morve est beaucoup moins fréquente lorsqu'ils
sont soumis à son influence expansive et sudorifique, comme à
celle de l'air libre. On voit donc que l'on peut comparer entre
elles, sous le rapport étiologique et hygiénique, les maladies
les plus diverses.

Le médecin en chef de l'armée d'Égypte a constaté, soit d'a-
près ses propres observations, soit d'après celles de ses collègues, combien il est dangereux de passer la nuit exposé à l'air
humide, lorsque l'on est peu vêtu. Des ophthalmies, des diarrhées, des dyssenteries sont très-souvent le résultat de son action. On trouve encore dans les rapports des médecins militai-
res que, dans la haute Égypte, il n'y avait guère que des
dyssenteries, à une époque où l'on observait dans la basse
Égypte, dont le sol et l'air sont plus humides, des fièvres catar-
rhales, bilieuses, et, depuis la fin des chaleurs, des fièvres pes-
tilentielles.

Dans tous ces rapports, les médecins démontrent l'utilité de se
couvrir la tête et les autres parties du corps pendant la nuit, de
se soustraire à l'action des transitions subites de la température, afin d'éviter les ophthalmies, les diarrhées, les dyssenteries et les fièvres intermittentes.

De semblables précautions ne sont-elles pas indispensables pour prévenir le développement de la peste ? L'observation prouve qu'elle se développe souvent pendant que le vent du désert, le khamsin, exerce sa funeste influence ; lorsqu'une humidité froide ou chaude et surabondante a agi sur la peau. C'est d'après ces observations que l'on a prescrit à nos soldats de porter la capote et de s'en couvrir soigneusement pendant la nuit ; que l'on a fait sentir la nécessité de les loger ou de les camper dans des lieux élevés, privés d'humidité ou éloignés des terrains bas et marécageux, d'éviter, par conséquent, de se coucher sur les bords du Nil. Cependant j'appelle toute l'attention des médecins sur l'influence des causes locales, dont l'action encore inconnue peut déterminer la peste.

En résumé, toutes les observations montrent que les maladies sporadiques, endémiques et épidémiques de l'Égypte se rapportent, en général, aux grandes vicissitudes de l'atmosphère. Elles exercent la plus profonde influence sur la production du scorbut, du tétanos, des affections arthritiques et rhumatismales, comme sur l'ophthalmie, la dyssenterie et la peste. Les médecins français ont confirmé, sous ce rapport, les observations de Prosper Alpin, qui a reconnu qu'une température élevée, mais constante et uniforme, ne détermine qu'un petit nombre de maladies, tandis que les affections les plus graves et les plus multipliées apparaissent par suite des grandes variations de la température, surtout quand au souffle brûlant du khamsin, ou du vent du sud, succèdent des pluies, un abaissement considérable de la température et la saturation de l'air par l'humidité.

C'est précisément dans les mêmes conditions que se développent les fièvres intermittentes pernicieuses, dans la campagne de Rome et dans les autres pays marécageux des contrées méridionales. C'est pour s'opposer aux influences que je signale que l'on conseille les vêtements de laine aux personnes qui y sont exposées. Les fonctions de la peau jouent donc le premier et le principal rôle dans la formation d'une foule de maladies aiguës, et, comme je le démontrerai bientôt, dans la plupart des affections chroniques. L'Égyptien qui demande à son compatriote : *Suez-vous ?* et non *Comment vous portez-vous ?* connaît la véritable cause des maladies qu'il éprouve.

Il me serait facile de multiplier les citations, d'ajouter de nouveaux faits à ceux qui viennent d'être rapportés, pour montrer que c'est par la peau, et non par les voies digestives, que s'introduisent, dans le plus grand nombre des cas, les causes morbides dans l'économie animale. La doctrine des crises confirme ce principe, au moyen de faits nombreux qui méritent de fixer toute l'attention des médecins. C'est par la peau que s'opèrent le plus souvent les crises heureuses dans les maladies aiguës. Dans ce cas, le pouvoir conservateur, luttant sans cesse contre les causes ambiantes, rétablit l'équilibre, en éliminant par la transpiration les produits qui avaient été refoulés dans l'organisme par l'action de ces causes sur le système cutané.

Ce que je viens de dire touchant l'étiologie des maladies aiguës s'applique entièrement aux maladies chroniques, en particulier à l'éléphantiasis et à la lèpre, ainsi que je vais le démontrer.

C'est dans les parties les plus déclives de l'Inde et de l'Égypte, c'est dans les lieux humides et marécageux que la lèpre et surtout l'éléphantiasis se développent d'une manière endémique. Suivant Bruce, cette dernière affection se multiplie en Abyssinie, dans les mêmes localités. M. Larrey a signalé l'action malfaisante de l'eau des rizières sur les pieds et les jambes des hommes qui les cultivent ; il a observé, au contraire, la rareté de l'éléphantiasis dans les parties sèches et élevées de l'Égypte. Cependant, dans tous ces lieux, le régime est, en général, uniforme, se compose en grande partie de substances végétales. Ce n'est donc point à la viande du porc, aux poissons salés, aux oignons, que l'on doit attribuer l'éléphantiasis, la lèpre en Égypte et dans l'Inde.

Non, la viande du porc n'est pas la cause de cette maladie, car on trouve dans l'Inde des milliers de lépreux auxquels la religion interdit cet aliment, et même toute autre substance animale. On peut vérifier cette observation chez les musulmans et chez les autres sectes de l'Inde, qui ne se nourrissent que de laitage et de végétaux, à l'exception, toutefois, de ceux appartenant à la famille des alliacées, puisque les lois religieuses proscrivent cet aliment.

Non, la chair de porc ne peut produire la lèpre, puisque dans le royaume de Lahore et dans le Bengale nous la retrouvons plus fréquemment dans les castes indoues ; toutes se nourrissent de substances végétales et vivent dans le repos, tandis que les Sicks, d'après le témoignage de M. le docteur Benet, n'offrent que des cas très-rares de cette affection. Cependant ils sont de la même race; pour eux, la chair de porc est une nourriture habituelle et presque exclusive; ils boivent des liqueurs spiritueuses et ils se livrent à un exercice commandé par la carrière des armes. Remarquons encore ici que l'exercice a une action favorable sur la constitution de l'homme disposé, par l'influence des causes ambiantes et par le régime végétal, à la production de la lèpre. Cette action physiologique de l'exercice est mise hors de doute dans le mémoire où je démontre les véritables causes de la multiplicité des affections chroniques et des infirmités dans les manufactures.

D'après cet exposé, il est évident que la constitution atmosphérique de l'Égypte, comme celle des autres contrées, exerce la plus profonde influence sur l'organisme; que c'est aux anomalies qu'elle présente que l'on doit attribuer, dans la généralité des cas, les maladies de l'homme. L'observation a aussi montré que le régime ne joue ordinairement dans la production des maladies endémiques qu'un rôle secondaire. Une induction sévère et d'autres faits que je ne puis mentionner ici tendent à prouver que les animaux domestiques subissent les mêmes influences et ne peuvent se soustraire à l'empire des causes physiques. Examinons cette question, qui offre un haut intérêt pour les progrès de la médecine comparée.

Un fait capital domine dans le travail de M. Hamont: il observe avec étonnement la fréquence de la morve et du farcin dans une contrée où la chaleur habituelle est très-élevée. Ces deux affections font de grands ravages en Égypte; elles se manifestent chez le cheval du laboureur, dans la plaine, sur les bords du Nil, dans l'intérieur des terres, loin du fleuve, partout. Telles sont les expressions de M. Hamont. Enfin elles règnent dans la saison chaude comme dans la saison froide; cependant il observe que *la morve tue avec rapidité* à l'entrée de l'hiver, *et fait peu de ravages en janvier, février, quand le froid est sec et intense.* Ici on constate l'influence de la constitution atmosphérique de l'Égypte et des saisons sur le développement de la morve. Cette influence est manifeste chez les chevaux des Arabes qui campent dans le désert, chez ceux mêmes qui en sont atteints après avoir passé une partie de l'année dans les pâturages, chez les poulains élevés dans les haras. L'apparition, on peut dire même la fréquence de cette maladie dans les conditions où elle s'observe si rarement en France, et même en Angleterre, dont le climat est humide, nous montrent la pro-

fonde influence des vicissitudes atmosphériques dans la production de cette maladie. Je le répète, dans les pâturages salubres de la Normandie, dans les pacages de la Sologne, dans
les bois où les chevaux des paysans pauvres restent une partie
de l'année, la morve et le farcin ne se développent point ; dans
la petite culture, ces affections sont très-rares, et il me serait
facile de démontrer que les exceptions viennent confirmer la
règle. On peut voir que dans ces diverses conditions la nourriture est homogène, car il n'y a rien de plus homogène, après
la paille, que l'herbe d'une prairie ; mais donnez le même aliment à un cheval enfermé dans une écurie, même salubre,
attaché dans une baraque, où il est soumis, comme en Égypte,
aux vicissitudes si profondes de la température, ou enfin en-
chaîné hors des habitations, exposé à des nuits fraîches, humides, à des rosées abondantes ; enfin, dans de semblables conditions, vous pourrez voir surgir la morve et le farcin, sans
pouvoir en accuser l'alimentation. Si, dans de semblables cir-
constances, vous prévenez leur développement au moyen du
régime animal, c'est en plaçant l'animal dans un *état artificiel*,
en faisant un carnivore d'un herbivore, que vous contre-balancez
l'influence des causes ambiantes et de l'immobilité prolongée,
soit dans les habitations, soit à l'air libre. Dans cet état, je le
répète encore, dans des lieux salubres, une nourriture homogène, même insuffisante, ne détermine ni la morve, ni le farcin ; et si, dans les habitations, on voit se développer cette maladie dans un grand nombre de cas, lorsque les chevaux ont
été soumis à une nourriture altérée, ce qui est incontestable,
toujours est-il qu'on ne peut considérer cette cause que comme
secondaire, car elle n'exerce son influence ni dans tous les
lieux ni dans tous les temps. Ce n'est donc que lorsque les ré-
coltes sont avariées qu'elle acquiert une funeste prépondérance.
Mais, d'ailleurs, les vétérinaires qui ont cherché à prévenir
l'invasion de la morve et du farcin, tout en conseillant une
nourriture salubre, ont porté toute leur attention sur les conditions d'habitation ; ils ont constaté par les faits les plus
nombreux, connus de tous les observateurs, l'influence des
écuries étroites, obscures, froides et humides, sur la production
de ces maladies. Mais, à ces conditions, il faut ajouter les graves inconvénients de la vie domestique, les effets d'un repos
prolongé, de l'encombrement des animaux et des anomalies
déterminées par l'excès d'exercice et de travail, sur les fonctions sécrétoires de la peau.

Un fait important, rapporté par M. Renault, vient confirmer ces vues et prouver que ce n'est pas à l'alimentation, mais aux causes que je signale, que l'on doit rapporter, dans le plus grand nombre de cas, le développement de la morve. Suivant M. Renault, cette affection a augmenté de fréquence dans Paris depuis que les chevaux de poste et de diligence font des courses plus rapides. D'abord, il est utile de faire remarquer que la constitution de ces chevaux est forte, énergique, et qu'ils ont une nourriture abondante, salubre et variée. Ce n'est donc, en définitive, que dans l'excès de travail, dans un exercice porté au delà de certaines limites, qu'il faut chercher, avec M. Renault, la cause de la morve. Eh bien, il est évident que des courses trop rapides excitent une abondante transpiration; que, dans cet état, l'animal, placé sans couverture, étant en sueur, dans une écurie, exposé à un air froid, est nécessairement dans la condition la plus favorable pour en recevoir la funeste influence. Ici la cause de la morve n'est plus problématique ; on voit comment s'opère le défaut d'équilibre organique qui la détermine. Il est évident qu'elle est le résultat d'un refroidissement, d'un arrêt de la transpiration. Aucune expérience physiologique ne peut être plus concluante; on voit maintenant qu'il faut distinguer les effets salutaires de l'exercice modéré ou *normal* des effets fâcheux de l'exercice immodéré ou *anormal*.

Les observations que je viens de faire, et les recherches expérimentales auxquelles je me suis livré, tendent à prouver que la morve et le farcin, comme la lèpre et les affections tuberculeuses, se manifestent sous l'influence de causes qui diminuent considérablement l'activité de la transpiration cutanée. Cependant les deux premières affections sont souvent le résultat d'une mauvaise alimentation ; tout indique que le sang et les liquides sont primitivement altérés dans ces diverses affections, et que les lésions locales ne sont qu'un résultat ou un effet de cette altération. On voit donc que les remèdes qui agissent sur les solides ne peuvent avoir d'action directe sur la cause primitive et essentielle qui entretient les lésions locales. Des tentatives expérimentales doivent donc être faites, afin de ramener le sang à l'état normal, soit par la méthode directe, ou introduisant dans le torrent de la circulation des éléments qui peuvent redonner à ce fluide sa composition normale, soit en excitant les sécrétions, et surtout les fonctions sécrétoires de la peau, au moyen d'un appareil calorifère propre à déterminer des sueurs abondantes et continues.

Je soumets ces deux méthodes thérapeutiques aux savants chargés par le gouvernement d'éclairer l'étiologie de la morve, de proposer des moyens hygiéniques pour en prévenir le développement, et des remèdes pour la combattre. Lorsque la médecine des animaux est impuissante dans le traitement de quelques maladies graves, on doit sortir des voies communes, et entreprendre une série d'expériences qui puissent conduire à de nouvelles découvertes.

Des faits qui précèdent, on peut déduire les conséquences suivantes :

1° La constitution atmosphérique, les vicissitudes qu'elle éprouve, les lieux insalubres, un repos trop prolongé, l'encombrement des hommes ou des animaux dans les habitations, ont la plus grande influence sur le développement de leurs maladies. Dans la production des affections sporadiques, endémiques et épidémiques, l'alimentation ne joue qu'un rôle secondaire.

2° Les mêmes observations sont applicables aux maladies du cheval, et par conséquent à la morve et au farcin.

3° Ces causes générales agissent sur la peau, et refoulent dans le torrent de la circulation les éléments superflus que cet émonctoire doit éliminer.

4° On peut s'opposer à l'influence fâcheuse de ces causes par les mesures que j'ai indiquées dans la première partie de ce mémoire. Celles qui ont été proposées par M. Hamont doivent conduire au même but, et méritent de fixer toute l'attention du gouvernement.

---

Paris. — Imp. Schneider et Langrand, rue d'Erfurth, 1.

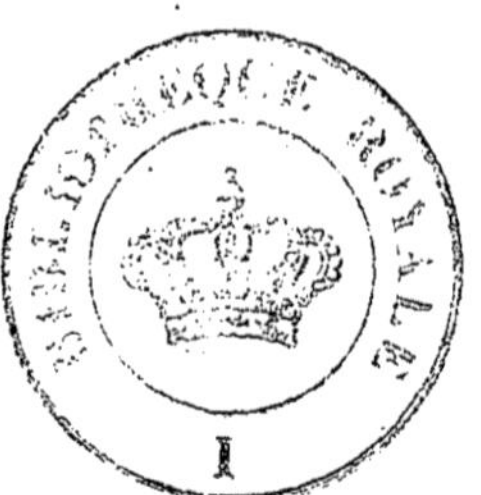